Dubois de Chemant
Dissertation sur
les avantages des
dents incorruptibles.
P. 1824.

DISSERTATION

SUR

LES AVANTAGES

DES DENTS INCORRUPTIBLES

DE PATE MINÉRALE,

DÉMONTRANT LEUR SUPÉRIORITÉ SUR TOUTES CELLES FAITES

EN SUBSTANCES ANIMALES ET AUTRES.

APPROUVÉES

Par la Faculté et la société Royale de Médecine ;
les Académies des Sciences et de Chirurgie etc.

SUIVIE

D'un jugement qui a condamné M. *Dubois Foucou*, Dentiste
du Roi et *Consorts*, dans leur demande en nullité de Brevet
d'invention, qui avait été accordé à l'inventeur.

PAR M. DUBOIS DE CHEMANT,

CHIRURGIEN-DENTISTE BREVETÉ DE LL. MM. LES ROIS DE
FRANCE ET D'ANGLETERRE.

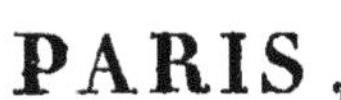

PARIS,

SE TROUVE CHEZ L'AUTEUR, RUE VIVIENNE, N° 7.
ET CHEZ MONGIE, BOULEVART DES ITALIENS, N° 10.

1824.

A Messieurs les Médecins et
Chirurgiens de France.

Messieurs ,

C'est à ceux qui ont reçu l'honorable mission
de veiller spécialement à la santé des hommes ,
qu'il convient de faire connaître tout ce que l'on
invente d'utile à la conservation ou à l'agrément
de la vie; c'est dans cette persuasion qu'en 1788,
lorsque je fis ma découverte des Dents de pâte
minérale, je sollicitai vos suffrages éclairés dont
j'obtins des marques flatteuses par l'organe des
Sociétés savantes les plus illustres.

J'ai l'espoir que ce souvenir n'est pas effacé
de la mémoire de plusieurs des Membres de ces
Sociétés , dont l'humanité reçoit encore les utiles
services.

Convaincu par une longue expérience, que ma
découverte oubliée en France, soit par suite de
la durée de mon séjour en Angleterre , soit par
la difficulté qu'il y avait à réussir dans son application , n'avait aucune méthode qui l'égalât,
ou lui fût comparable, j'ai cru devoir publier cet

aperçu pour en soumettre de nouveau les avantages à votre jugement. Veuillez, Messieurs, l'accepter comme un gage de ma reconnaissance pour l'accueil favorable que vous avez bien voulu faire à mon invention, et auquel ma méthode a dû l'opinion avantageuse dont elle a joui dans le public.

J'ai l'honneur d'être, Messieurs, avec la plus haute considération,

Votre très-humble et obéissant serviteur,

Dubois de Chemant.

AVANT-PROPOS.

Depuis plus de quarante ans que j'ai fait la découverte des Dents et Rateliers de *pâte miné-rale*, j'ai publié, tant à Paris qu'à Londres, plusieurs éditions d'une dissertation ayant pour but de démontrer leur supériorité sur toutes celles faites de substances animales employées jusqu'à cette époque.

De retour dans ma patrie, après trente-quatre ans d'absence, mon dessein n'était pas d'écrire de nouveau, lorsque la curiosité m'ayant porté à rechercher ce qui a été écrit sur ce sujet, je fus extrêmement surpris de voir que plusieurs auteurs m'avaient ravi l'honneur de cette invention, et que des médecins et des chirurgiens les avaient copiés dans des ouvrages d'ailleurs fort estimés. Je ne puis attribuer l'erreur de ces derniers qu'à leur trop facile confiance dans certaines brochures répandues avec profusion par des personnes intéressées, dès l'origine, à me priver du titre d'inventeur, et à l'oubli dans lequel était tombé le jugement qui a condamné, en 1792, le Dentiste du Roi et ses consorts, en leur demande de nullité du brevet qui m'avait été accordé par S. M. Louis XVI.

Je crois que personne ne blamera le sentiment qui me porte à démontrer de nouveau l'injustice et la fausseté de ces prétentions, et de prouver que non-seulement j'ai, le premier, conçu l'idée de faire des Dents tirées du règne minéral, mais encore que j'ai porté leur fabrication au degré de perfection qu'elle a atteint.

Il n'est d'ailleurs pas sans intérêt pour l'histoire et pour moi, que la vérité soit connue de l'application heureuse que j'ai faite d'une matière dure et incorruptible à un objet aussi utile que celui de remplacer les Dents lorsqu'elles viennent à manquer.

SUPÉRIORITÉ

Des Dents et Rateliers de Pate minérale, tels que je les exécute, sur tous ceux qui ont été faits avant et depuis ma découverte.

———

De toutes les parties du visage qui constituent la beauté, les dents et les yeux tiennent, sans contredit, le premier rang ; et si ces derniers sont communément appelés le miroir de l'âme, les dents ne pourraient-elles pas être considérées, à quelque titre, comme le thermomètre de la santé ?

L'homme assez heureux pour trouver un moyen infaillible de les conserver toujours saines et belles, sera sans doute mieux inspiré que moi : alors le nombre désolant des maladies qui précèdent, accompagnent et suivent la perte des dents, serait soustrait de la masse des maux qui affligent l'humanité. Malheureusement les efforts de la médecine sont restés infructueux, et il n'est que trop probable qu'on en attendra toujours en vain cette perfection. Les dents sont, comme tout organe vivant, sujettes à des maladies; elles tiennent en outre de leur position une double susceptibilité qu'elles ne partagent qu'avec les organes cutanés et muqûeux, et qui résultent de leur exposition à des influences extérieures, et de leur dépendance de l'ensemble de la vie. Elles s'altèrent donc par suite des causes internes, soit générales, soit locales, tenant à quelque vice originel et de diverses impressions directes, mécaniques ou chimiques. La négligence seule, en laissant en contact avec les dents le tartre qui s'y attache, ou les particúles alimentaires engagées dans les intertices, suffit, parmi ces dernières causes, pour amener le plus souvent la carie de ces organes, dont la conservation est un objet si important d'utilité et d'agrément.

Tant de causes de destruction ne restent pas sans effet, et dans l'impuissance où l'on a été de les prévenir, il faut avoir recours au moyens d'y suppléer.

Cette nécessité, qui date sans doute des temps les plus reculés, fit faire successivement des essais qui avaient pour but de remplacer par un secours artificiel, ce que la nature ou les accidens avaient détruit.

Jusqu'à Fauchard, ces essais n'avaient eu pour résultat que de faire une ou plusieurs dents, attachées ou fixées avec des pivots. Ce fut vers la fin du dernier sciècle que cet auteur et Bourdet ont donné l'idée de faire des dentiers partiels, ou rateliers complets ; mais par suite de la corruptibilité de ces pièces, ou de l'insuffisance des procédés mécaniques employés pour les fixer ; ces moyens ont eu peu d'efficacité. A peine Paris comptait-il alors huit ou dix chirurgiens-dentistes, et Londres, quoique plus grande, n'en possédait pas sept ou huit qui eussent quelque instruction dans cette profession ; encore faisaient-ils usage de substances osseuses, telles que l'ivoire, le cheval marin, etc., dont la couleur ne représentait nullement célle des dents naturelles et qui prenaient en se putréfiant, par l'action des agens exterieurs et intérieurs, des teintes jaunes ou noires et exhalaient une odeur fétide.

Tel était l'art du dentiste lorsque le premier j'imaginai de faire des dents de *pâte minérale*. La combinaison de plusieurs oxides métalliques me donna, après de nombreux essais, une espèce de porcelaine, joignant à la densité spécifique la moins considérable, la propriété d'acquérir au feu une dureté et une solidité extrêmes, et célle d'être adaptée exactement à toutes les formes, en sorte que les pièces que j'exécute ne blessent en rien les parties si délicates de la bouche et rendent à la prononciation sa liberté, à la voix sa justesse et son timbre.

La bouche ainsi reconstituée, opère une mastication parfaite ; fonction à l'intégrité de laquelle tient de si près la digestion et par suite la santé. Mon imitation est si parfaite que ces ouvrages en imposent, non seulement à la vue mais encore à l'usage. Il n'est aucune perte de substance des gencives ou des bords alvéolaires dont la réparation ne soit devenue facile, et ma méthode qui consiste à faire d'une seule pièce les dents avec leurs gencives procure à ces ouvrages une grande solidité.

1.º Donner à cette composition toutes les nuances que présente la couleur des dents naturelles.

2.º Calculer rigoureusement le retrait, pour que la pâte minérale puisse conserver la forme et les dimensions convenables.

3.º Trouver des ressorts qui permissent aux rateliers et aux dentiers la mobilité et la fixité nécessaires. Telles étaient les principales difficultés qu'il a fallu surmonter. Et c'est à quoi je me flatte d'être parvenu, mais non sans de nombreux essais et beaucoup de tems. Quant à la troisième, je l'ai résolue d'une manière aussi complette. Mes ressorts obéissent à tous les mouvemens de la machoire inférieure, soit en avant, soit en arrière, soit de côté, même de rotation, ils ont encore l'avantage que les personnes les peuvent fixer elles-mêmes, aussi sont-ils l'objet d'une attention particulière dans le rapport qui en a été fait à l'académie des sciences, et ils ont été depuis adoptés par la plupart des dentistes.

Telles ont été mes tentatives et les résultats que j'en ai obtenus. Longtemps après moi, un dentiste italien , M. Fonzi , fabriqua des dents avec une substance minérale. Cette substance n'est pas autre que le kaolin ou la porcelaine dure que j'avais moi-même primitivement employée dans la composition du ratelier que je fis à M. Duchâteau.

Je fus obligé d'y renoncer à cause du tems nécessaire pour la cuire, et de la dépendance où l'on est des propriétaires des fours à porcelaine, qui ne cuisaient alors que tous les deux mois. La matière que j'emploie n'exige au contraire qu'une heure de cuisson, et un feu beaucoup moins considérable, qu'on peut produire chez soi. C'est sans doute au retrait géométrique, et à la difficulté de le calculer, qu'il faut attribuer l'impossibilité où se sont trouvés la plupart des dentistes de faire des rateliers et dentiers d'une seule pièce.

En général ils sont obligés de confectionner les rateliers, en plaçant les dents une par une, en les fixant avec des pivots sur une base de platine, ou en les enfilant dans une base du même métal, procédé par lequel il est impossible, ainsi qu'on le peut faire avec ma composition minérale, de remplir exactement toutes les cavités, et d'embrasser avec précision toutes les éminences des gencives.

Pour réparer la perte des bords alvéolaires,

M. Fonzi et ses imitateurs sont forcés de placer de grandes dents longues et minces, et d'appliquer sur la base de chaque dent une pièce séparée imitant les gencives. S'il leur arrive d'être obligé de faire quelque changement, telle est la ténuité de la lame de platine qu'il faut chaque fois reconstruire le tout sur de nouveaux frais et avec autant d'incertitude que la première fois. Qu'on juge de l'ennui et des fatigues que doivent éprouver les malades et l'artiste !

D'autres, pour remplir les vides occasionnés par les pertes plus considérables des substances qu'éprouvent les gencives, se servent d'une base faite de cheval marin, sur laquelle ils appliquent, comme dans le procédé ci-dessus, une matière colorante végétale dont la durée est aussi éphémère que l'imitation est inexacte, et c'est à cette base qu'ils fixent encore les dents minérales une par une.

La corruptibilité est une des premières raisons qui s'élèvent contre un tel procédé ; est-ce par l'impossibilité où était M. Fonzi, d'ôter sur la porcelaine en quelques minutes les parties qui eussent blessé les gencives, qu'il préfère cette base corruptible ? Mais au moyen de roues de calibre de graveur sur verre, on use la porcelaine ou tout autre corps dur ; et si M. Fonzi avait employé ce procédé, il n'aurait pas affirmé qu'il était impossible de faire des dentiers d'une seule

pièce. On doit sans doute le peu de solidité qu'op-
posent ces dents à un effort dirigé d'avant en arrière, à ce qu'étant fixées au moyen de pivots,
elles n'offrent pas de talons à leur partie interne,
le pivot étant lui-même fixé à un anneau de platine implanté en cet endroit, ce qui fait qu'elles
s'inclinent dans la bouche par son peu de résistance. Souvent aussi, en les ramenant à leur position, ce support se brise. Des rateliers d'une
seule pièce, des dents moulées sur les racines
et sur les bords alvéolaires, avec un talon qui
remplit tout l'espace des dents qui manquent,
l'emportent sans doute sur de pareils moyens.

Soyons étonnés que M. Fonzi ait pu persuader
à l'Athénée des arts, que le moyen consistant à
fixer les dents une par une, était préférable à celui
qui présente les dents et les gencives ne formant
qu'un tout continu. Il est vrai qu'il a eu grand
soin d'éviter la comparaison et ne pas soumettre
au jugement de cette société éclairée les ouvrages
sortis de mes mains. Quant aux moyens mécaniques dont il se dit inventeur, je l'engage à jeter
un coup d'œil sur la 3.ᵉ édition de ma dissertation, imprimée il y a vingt-quatre ans à Londres,
il y verra gravé le rebord de platine ou d'or qu'il
étend sur les parties internes des dents et qu'il
y a trente ans j'employais déja. Je lui laisserai
les crochets élastiques avec lesquels il em-
brasse le contour intérieur des dents, que l'ef-

fort nécessité pour les faire passer dans les interstices de ces parties , plus larges à leur couronne qu'à leur collet, les rend difficiles et douloureux. Ce moyen est si défectueux que souvent les personnes sur lesquelles on en fait usage éprouvent un agacement extrême des dents ébranlées et déchaussées, et ressentent long-temps une douleur très-vive. — Si M. Fonzi , au lieu de placer ces crochets élastiques, eut employé une bande attachée avec un fil incorruptible et un ou deux crochets non élastiques fixés à cette même bande et courbés pour l'adapter à l'un des sillons de la couronne des dents molaires , cela aurait empêché non seulement la bande de monter vers la gencive, mais encore les douleurs que ces crochets occasionnent.

M. Dubois-Foucou eût en présentant les pièces que j'ai faites et non les siennes, évité, à l'athenée des arts , le désagrément de donner à M. Fonzi une injuste approbation.

J'espère , dans les pages précédentes , avoir prouvé que ma méthode est à la fois la plus sure et la plus prompte. Venons à des discussions d'un moindre intérêt ; celle où je démontrerai, d'une manière évidente, mes droits à m'en déclarer l'inventeur.

Réfutation des assertions avancées par M. Dubois-Foucou, dentiste du Roi.

Plus une pensée nouvelle est d'une utilité générale, plus elle excite l'envie ; la vaccine cette découverte si précieuse pour l'humanité, ce titre si honorable du docteur Jenner à l'immortalité, n'est-elle pas un exemple frappant de cette vérité ? Quelle proposition éprouva plus de résistance et de contestations ? Loin de moi l'idée de vouloir établir un parallèle entre l'importance de cette heureuse révélation faite au génie observateur du savant anglais et les effets qu'on doit attendre de l'adoption générale de l'idée dont je réclame ici la primauté ; mais au rapprochement déjà naturel établi entre le but de l'une et de l'autre de ces pratiques, *celui de contribuer à la conservation de la santé et de la beauté*, il semble que le hazard ait voulu joindre un nouveau rapport de comparaison, celui des obstacles et des oppositions.

Livré à la pratique de la médecine et de la chirurgie, lorque je fis mes premiers essais, l'idée me vint d'en communiquer les résultats à M. Dubois-Foucou, dentiste du Roi.

Celui-ci prend une idée tellement favorable de cette innovation, qu'il veut porter aussitôt deux dents de ma composition, et qu'il me prie de les lui faire (1). Il en fait l'expérience quelque temps, et l'approbation qu'il y donne est tellement complète que je n'hésite pas à lui confier mon dessein de communiquer ma découverte à l'Académie, en m'appuyant de son témoignage.

Il me donne l'espoir que je réusirai à obtenir les suffrages de cette illustre assemblée. Je m'adresse alors au célèbre Louis, secrétaire de cette société, et à Brasdor, un autre de ses membres; leurs encouragemens me décident à solliciter l'approbation académique : je présente, donc à cette réunion savante, un mémoire où je discute tous les avantages de ma méthode, en faisant ressortir les inconvéniens des dents faites de substance animale, et même les dangers de l'emploi des dents tirées des cadavres. M. Sue, professeur du collége royal de Chirurgie, et M. Dubois Faucou, sont nommés commissaires pour en rendre compte.

L'usage ayant établi, que le plus jeune des commissaires ferait le rapport, désigne M. Dubois Foucou. Le jour où il devait être lu, approchait; M. Dubois Foucou me fait alors l'étrange proposition de lui vendre le secret de

----

(1) Le secret dont notre art nous impose le devoir, m'aurait fait une loi de taire ce fait si M. Dubois Foucou lui-même n'en était convenu en présence de l'Académie.

mes procédés et de ma composition minérale, mais l'intention à laquelle je venais de me fixer, d'exercer plus particulièrement cette branche de la chirurgie, me décide à refuser.

Je ne tardai pas à connaître les effets de ce refus. Le jour du rapport arrivé, quelle fut l'indignation de M. Sue, quelle fut la mienne lorsque nous entendîmes M. Dubois Foucou, dont le rapport n'était la veille, qu'une apologie éclatante, s'appliquer à trouver aux dents *de Pâte minérale*, des inconvéniens et même des dangers ! M. Sue réclame aussitôt contre, Louis s'élève contre la mauvaise foi du rapporteur ; il termine son discours par ces mots remarquables : « *Non est invidia super invidiam dentium curatoris.* »

L'Académie scandalisée, nomme d'autres commissaires : MM. Deschamps, Chopart, et le baron Percy ; deux de ces hommes recommandables sont encore vivans. L'examen qu'ils font de ma composition et des résultats de son application sur des personnes qui en faisaient usage, ne tarde pas à convaincre l'Académie, et leur rapport conclut à ce qu'elle donne son approbation à ma découverte. Furieux de cette décision et des succès que j'ai obtenus dans le public, M. Dubois Foucou écrit contre le suffrage de la société dont il a voulu surprendre la religion; mais de nouvelles approbations, telles que celles de la Société Royale et de la Faculté de Médecine et de l'Académie des Sciences de Paris, me vengèrent de ses attaques.

En citant les noms des Geoffroy, des Vicq-d'Asyr, des Descemet, des Bajet, des Petit Radel, des Darcet et des Sabatier, nommés commissaires de ces assemblées, c'est assez répondre aux déclamations de M. Dubois Foucou. Des témoignages aussi honorables lui font bientôt changer son système d'attaque ; car sa conviction n'a jamais varié, il tourne contre la personne de l'auteur l'opposition qu'il a dirigée contre l'invention. S. M. Louis XVI venait de m'accorder un brevet, c'est à le faire déclarer nul qu'il met tous ses efforts, et il a la témérité, conjointement avec la majeure partie des dentistes de Paris, de me traduire en justice. Un nommé Duchâteau, porteur d'un ratelier que j'avais moi-même fabriqué, m'est opposé comme inventeur. Nouveau désapointement. Le Tribunal fut convaincu par les dépositions de M. Regnier directeur de la manufacture de Sèvres , de M. Darcet et beaucoup d'autres personnes employées dans cet établissement , et par le désistement de M. Duchâteau lui-même , qui avoua que le ratelier qu'il portait depuis long-temps , était sorti de mes mains, et il se plaignit même du rôle déloyal qu'on lui faisait jouer.

« Jugement rendu le 26 janvier 1792, par les

» juges-de-paix et les assesseurs de la section des
» Quatre-Nations ,
  » Entre les sieurs Dubois Foucou et consorts,
» *demandeurs ;*
  » Le sieur Duchâteau, apothicaire à St.-Ger-
» main en Laye , *intervenant et demandeur ;*
  » Et le sieur Dubois de Chemant, médecin et
» chirurgien dentiste , brêveté du Roi , demeu-
» rant à Paris, cul-de-sac de Conti, *défendeur.*
  » Parties ouies et lecture faite de la demande en
» nullité du brevet d'invention accordé au sieur
» Dubois de Chemant , déboutons les sieurs
» Dubois Foucou , Duchâteau et consorts de
» leur demande; maintenons le sieur Dubois
» de Chemant dans la possession et jouissance de
» son brevet d'invention, faisons défence de l'y
» troubler , et condamnons les sieurs Dubois
« Foucou, Duchâteau et consorts aux dépens. »

Signé, ANTOINE-AUGUSTE DUPORTAIL,

Juge de Paix et assesseurs.

Toutefois, les conséquences immédiates de ce jugement furent la jouissance paisible des fruits de ma découverte; j'obtenais des succès qui semblaient en promettre d'autres, lorsque la révolution m'obligea a me rendre en Angleterre ; j'y portai mon industrie, et 25 ans d'application heureuse, valurent à ma *pâte minérale* et à mes procédés , une réputation qui rendit le nom de l'auteur connu dans les trois royaumes.

Pendant mon absence , M. Dubois Foucou cessa d'entretenir le public de débats, devenus désormais inutiles. Il essaya seulement de pratiquer ce qu'il avait combattu avec tant d'animosité , fort insouciant de ce que l'on pourrait dire , en le voyant lui-même adopter des procédés dont il s'était montré si violent antagoniste. L'inutilité de ses efforts pour se procurer les matériaux , comme il le dit lui-même, l'obligea à renoncer à ce dessein. On ne sera pas étonné, qu'on ait refusé à la manufacture de Sèvres de livrer les matériaux à M. Dubois Foucou, quand on se rappelait que ce dentiste avait surpris l'ordre de faire abattre le four construit pour mon usage, et rétabli ensuite par les ordres du Roi qui, mieux informé , y joignit la défense expresse, de délivrer des substances à d'autres personnes qu'à moi, reconnu seul inventeur et porteur du brevet ; mais on sera surpris de voir M. Dubois Foucou en oser faire la demande.

Mon invention avait donc suivi le sort de son auteur, et comme lui elle avait passé la mer.

Seize ans après, en 1808, un dentiste , M. Fonzi songe à la faire revivre. Au défaut de matières que j'employais, il fait usage de la porcelaine dure. A l'aspect d'un nouveau rival qui se présente avec l'approbation de l'Athénée des Arts ,

M. Dubois Foucou fait l'apologie d'une invention dont il avait autrefois écrit si souvent la sa-
tyre. Il lance contre M. Fonzi l'anathême de pla-
giaire : sa lettre aux dentistes proclame qu'on
n'avait pas besoin d'un étranger pour importer
en France un procédé qui y avait pris naissance
et qui avait été pratiqué par lui et par moi.
Après de telles tergiversations, qui ne serait
tenté d'appliquer à M. Dubois Foucou ce qu'il
dit lui-même de M. Fonzi: « Le voile va tomber :
le petit bout de l'oreille va paraître. » Qui oserait
lui refuser une place dans un dictionnaire fort
connu (celui des Girouettes) ?

Cette nouvelle attaque fut encore sans aucun
succès.

L'Athénée des Arts fit un rapport dont voici
l'extrait :

*Extrait du rapport de l'Athénée des Arts en date
du 14 mars 1808.*

« M. Dubois Foucou nous présenta différen-
» tes pièces de sa composition ; l'examen que
» nous avons fait nous a convaincu de la sincé-
» rité de l'aveu qu'il a fait, qu'il ne peut réussir
» dans la fabrication des dents de composition.
» La superficie de ces dents est matte , le grain
» en est gros et marqué, la substance en est
» très-attaquable à la lime ; quant à sa couleur,
» nous avons attentivement observé quelle n'i-

» mite nullement la nature, et la manière
» dont M. Dubois Foucou prétend monter ces
» pièces, nous a paru impraticable.

» Mais afin d'avoir à cet égard toutes les lu-
» mières qui pouvaient établir un jugement cer-
» tain, nous avons demandé à M. Dubois Foucou
» de nous faire voir quelques-unes de ces pièces
» adaptées à une bouche, seul moyen décisif
» pour lui comme pour nous, de vérifier l'imi-
» tation de la nature et l'art de les bien fixer ;
» il s'y est constamment refusé, en prétendant
» qu'il ne pouvait se permettre de violer le se-
» cret des personnes qui lui donnent leur con-
» fiance, sans en excepter une seule (1).

» Ce refus de la part de M. Dubois Foucou,
» nous a semblé s'accorder mal avec la supério-
» rité à laquelle il prétend et avec la déférence
» due à une société dont il réclame les suf-
» frages. »

Si M. Fonzi lui-même eût fait ce rapport, il
ne lui eût pas été plus défavorable.

Laissons reposer M. Dubois Foucou, qui dit

---

(1) Les commissaires nommés par les sociétés savantes
qui m'ont accordé leurs approbations n'éprouvaient pas de
ma part les mêmes refus, au contraire, toutes les personnes
chez lesquelles je conduisis ces messieurs, consentirent
sans exception à se faire voir, quoiqu'elles appartinssent
à de hautes positions sociales.

dans sa brochure faire ses adieux au public ; faisons lui personnellement les nôtres, en répétant ce que nous lui avons déjà adressé dans une autre circonstance, et à propos des deux dents que je lui ai faites, et avec lesquelles il a si souvent essayé de me mordre !

« Un dentiste disait oh ! pour prix de mes soins,
» Orgon, sens-tu combien ton désaveu me touche ?
» Contre ta langue, ingrat, j'ai pourtant deux témoins.
» Qui sont-ils ? les deux dents qu'à mon art, doit ta
  » bouche. »

Ce n'est pas moi qu'il faut accuser d'avoir renouvelé ces débats. Pourquoi M. Dubois Foucou a-t-il été infidèle à la promesse solennelle qu'il avait faite, après avoir échoué dans ses tentatives, de n'y plus revenir ?

La nécessité de répondre à ce dentiste, était augmentée par l'espèce d'autorité dont il a joui sur quelques disciples exacts à copier les erreurs de leur maître. Si, attentifs seulement à propager l'usage des dents de *pâte minérale*, ces auteurs se fussent dispensés de ressusciter des calomnies dont tant de témoignages éclatans avaient fait justice ; ils auraient fait une chose utile, et le public reconnaissant de leur *sollicitude désintéressée* en ignorerait-il plus ou moins leurs ouvrages et leurs noms ?

S'ils avaient copié textuellement les procédés

de la fabrication des dents dont je suis l'inventeur, dans ma patente publiée il y a dix-sept ans, dans les journaux, tant anglais que français, dans plusieurs ouvrages de médecine et de chirurgie, dans le Répertoire des arts et sciences, n'auraient-ils pas mérité plus d'éloges qu'en détaillant des procédés par lesquels il est impossible de réussir à faire des dents de *pâte minérale?* Ne valait-il pas mieux garder le silence, que d'appeler empiriques ceux qui prennent des brevets d'invention, quand, soi-même, on prend la qualité de *Dentiste breveté du Roi*, et cela, pour quelques poudres dentifrices du genre de celles dont les distributeurs encombrent les places et les carrefours? Cela est d'autant plus étonnant, qu'en 1808, la personne dont il s'agit a fait une brochure intitulée : *Réfutation des dents métalliques*, où elle donnait la préférence à mes dents sur celles de Fonzi, ne faisant lui-même que les dents en cheval marin. Mais en 1821, dans son *Traité historique et pratique*, sur les dents artificielles incorruptibles, elle proclame les avantages des dents de pâte minérale et proscrit les dents faites de substance animales. Dans ce galimathias on voit le véritable empirique, et on ne lui refusera pas une place auprès de son maître dans le même *Dictionnaire des Girouettes*.

Cet auteur n'a pas manqué de faire approuver

son ouvrage par la Société de Médecine au département de Paris, mais c'était M. Dubois Foucou qui faisait le rapport; il s'est bien gardé d'aller contre les assertions de son élève, qui n'a écrit que sur sa dictée, et de communiquer à son respectable collègue, M. Duval, le jugement qui l'avait condamné en sa demande en nullité de mon brevet d'invention.

Pourquoi écrire des impostures? Qu'auraient appris au public ces auteurs philanthropes? Quel bien lui auraient-ils apporté, si je n'avais pas semé pour eux ?

Est-ce de Fauchard ou de Duchâteau qu'ils auraient reçu l'art qui les fait vivre? Pourquoi mériter gratuitement le titre d'ingrat ? Mon nom devrait-il être dans leurs bouches ou sous leurs plumes autrement que comme celui d'un bienfaiteur? Exceptons cependant M. Fonzi, qui convient de mes titres à l'honneur de la découverte; mais représentons-lui qu'il a fait deux erreurs; la première, lorsqu'il a dit que mes essais étaient insuffisans ; la deuxième, que l'oubli dans lequel cette insuffisance l'avait fait tomber, avait plongé dans le besoin l'auteur qui alors résidait à Londres. Quinze mille personnes qui font usage des dents de mon invention, suffisent pour démentir un tel fait; et quelques-uns de mes compatriotes malheureux et réfugiés auxquels le produit de trente-quatre ans de travail m'a permis d'apporter quelques soulagemens, s'ajouteront généreusement à ces voix pour confirmer qu'on est à l'abri chez moi des atteintes du besoin.

Mais M. Fonzi lui-même est sans doute revenu de cette erreur, lorsqu'il a fait un voyage à Londres, il y a sept ans, où il n'a pas trouvé un ratelier à faire, tant le public d'Angleterre avait exclusivement pris confiance dans mes procédés. Vainement on veut en imposer aux gens éclairés ; la vérité trouve toujours accès auprès d'eux, c'est à eux seuls que je m'adresse, accompagné des approbations dont je cite les extraits.

Pour ne pas dépasser les bornes d'une brochure, je ne donnerai ici que les rapports suivans, et quelques certificats des personnes les plus recommandables.

Rapport de l'Académie des Sciences sur les rateliers et dents de la nouvelle composition de M. DUBOIS DE CHEMANT.

Extrait des registres de l'Académie Royale des Sciences, du 10 juin 1789.

Nous avons été chargés, M. Darcet et moi, d'examiner les rateliers et dents de nouvelle composition, que M. Dubois de Chemant a présentés à l'Académie, et de lui en rendre compte. La Compagnie a pu juger, comme nous, que ces rateliers et dents imitent de très-près la nature, tant par la forme et la couleur que par les portions de gencives artificielles qui les soutiennent, et auxquelles M. de Chemant sait aussi donner beaucoup de ressemblance avec les gencives naturelles. Mais ce qui leur mérite une préférence marquée sur ceux qu'on a fabriqué jusqu'ici, c'est qu'ils sont d'une substance dure, sur laquelle la salive et les restes d'alimens, qui peuvent séjourner dans la bouche, n'ont aucune action; au lieu que les autres, faites avec des substances animales et peu semblables d'ailleurs à des dents naturelles, s'altèrent aisément, prennent une couleur sale; et contractent une odeur plus ou moins désagréable, et qui peut être nuisible à la santé. La matière dont M. de Chemant se sert, est une pâte minérale à laquelle il est parvenu, après divers essais, à donner une couleur semblable à celle des dents qu'ils se propose de remplacer. Il sait lui faire prendre toutes les formes, pour en faire des rateliers complets, des demi-rateliers, pour la mâchoire supérieure ou inférieure; des portions de rateliers, lorsqu'il reste en haut ou en bas des dents qui peuvent être conservées, et des dents uniques, doubles, triples ou quadruples, suivant le besoin. Les rateliers complets se meuvent au moyen des ressorts de l'invention de M. de Chemant, lesquels sont très-différens de ceux qu'on avait coutume d'employer, et qui non-seulement en écartent les parties lors de l'écartement des mâchoires, mais encore permettent les mouvemens de côté. Ces ressorts s'appliquent aux deux rateliers, même à ceux d'en haut, d'une manière aussi simple qu'elle est ingénieuse. Une mécanique également simple joint les rateliers partiels aux dents naturelles qui restent, et les dents uniques, doubles, ou autres, s'ajustent avec la plus grande facilité, parce que M. de Chemant a trouvé le moyen de percer sa pâte pour y placer des goupilles, et d'y pratiquer les rainures qu'il juge convenables.

La manière dont il prend ses mesures pour les dents qu'il veut remplacer ajoute beaucoup au mérite de son invention. Son procédé est tel que chaque pièce est comme moulée pour la place qu'elle doit occuper, et que s'il s'agit de rateliers complets, de demi-rateliers, et des rateliers partiels, leur base emboîte le bord alvéolaire, ou la portion de ce bord sur lequel on les applique, ce qui assure la solidité de leur position, et prévient les pressions douloureuses qu'ils pourraient faire. Ce procédé lui donne la facilité de conserver, aussi long-temps qu'il le veut, des moules de toutes ces pièces, de même qu'il lui est aisé de faire prendre des mesures justes et précises pour des personnes éloignées qu'il n'a jamais vues ; et pourvu qu'on lui indique exactement la couleur des dents, s'il en reste, il est sûr d'envoyer des pièces qui s'ajusteront avec la plus grande exactitude, et qui iront aussi bien que s'il avait pris les mesures et qu'il les eût appliquées lui-même.

La pâte de M. de Chemant et très-solide ; on ne peut la

casser entre les mains, qu'en y mettant une grande force. Leur matière fait feu avec le briquet; elle est inaltérable par les acides; sa pesanteur est moindre que celle de la porcelaine. M. Brisson, qui a bien voulu la déterminer, trouve qu'elle est d'une once deux gros soixante-neuf grains par pouce cube, au lieu que la porcelaine de Sève, la plus légère des dix-sept espèces de porcelaines qu'il ait soumises à la balance, pèse une once trois gros neuf grains.

Après avoir examiné les rateliers et dents que fabrique M. de Chemant, après avoir vu la manière dont il prend ses mesures et forme ses moules, avoir pris connaissance de ses ressorts et de la monture des pièces qu'il employe, nous avons cru que, pour répondre à la confiance de l'Académie, nous devions voir de ses pièces en place; nous nous sommes transportés en conséquence chez plusieurs personnes qui en font usage, et qui ont consenti à se faire voir et répondre à nos questions : nous avons vu des dents de toute espèce. Les personnes, chez qui M. de Chemant nous a conduits, sont presque toutes d'un état distingué, et par là hors de soupçon d'avoir eu d'autres motifs dans ce qu'elles nous ont dit, que celui de rendre justice à la vérité. Elles nous ont assuré qu'elles n'éprouvaient aucune incommodité de la part des pièces dont elles font usage, et qu'elles s'y sont accoutumées en peu de temps et avec facilité. Elles s'en servent pour manger, et trouvent que ces pièces favorisent autant la mastication que l'action de parler, en même temps qu'elles corrigent la difformité qui résulte de la privation des dents. Nous n'en avons pas vu chez qui les pièces dont il s'agit, aient éprouvé la moindre altération pour la couleur, ni la moindre brisure.

L'Académie nous permettra, sans doute, de conclure,

de ce qui vient d'être dit, que les rateliers et dents artificiels de M. de Chemant méritent d'être approuvés par elle, et qu'il serait à propos qu'il fût fait mention dans l'Histoire de l'application heureuse qu'il a faite d'une matière dure et incorruptible à un objet aussi utile que celui de remplacer les dents lorsqu'elles viennent à manquer.

A l'Académie Royale des Sciences, le 10 juin 1789.

Signé, DARCET et SABATIER.

Je certifie que le présent extrait est conforme à l'original et au jugement de l'Académie.

A Paris, le 21 juin 1789.

Signé, LE MARQUIS DE CONDORCET.

Rapport de MM. les Commissaires, nommés par la Faculté de Médecine de Paris, pour examiner les nouvelles dents et rateliers, de M. DUBOIS DE CHEMANT.

MONSIEUR LE DOYEN,

Nous avons examiné les nouveaux rateliers et les dents artificielles que M. Dubois de Chemant forme avec une pâte de sa composition, qu'il fait durcir au feu. Ils sont d'une très-grande dureté, résistent long-temps au marteau, font feu avec le briquet et ne se dissolvent dans aucun des acides.

Les rateliers sont d'une seule pièce, les dents sont figurées chacune suivant leur forme naturelle. Les gencives sont aussi parfaitement imitées.

La forme, que M. de Chemant donne à ses rateliers et aux dents, imite parfaitement la nature. Il a aussi trouvé

le moyen de donner le ton de couleur des dents naturelles
qu'il veut remplacer, ce qui fait que l'on ne peut pas dis-
tinguer les siennes de celles du sujet ; et comme la matière dont il se sert, est incorruptible, elle ne perd aucune de ses propriétés avec le temps.

Le ratelier, composé de deux mâchoires, est articulé
par le moyen d'un ressort, aussi de l'invention de l'auteur ; ce ressort donne la facilité de mouvoir les deux mâchoires ; sans que ceux qui portent les rateliers, éprouvent aucune résistance désagréable ou incommode dans
les divers mouvemens. Nous avons vu une mâchoire supérieure en place sur un individu ; elle était parfaitement
assujettie, ne gênait point le malade, et représentait la
plus belle denture, soit quant il parlait, soit lorsqu'il riait.
Nous avons vu aussi plusieurs dents réunies et assujetties
dans la bouche d'une personne digne de foi, qui nous a
assuré qu'elle mangeait aussi bien avec ses dents artificielles, qu'avec ses dents naturelles.

L'invention de M. de Chemant nous a paru réunir tous
les avantages que peuvent désirer ceux qui ont besoin
de rateliers ou de dents artificielles. Lorsqu'il s'agit de
remplacer une ou plusieurs dents de suite, il prend avec
une pâte la juste proportion de l'espace à remplir et saisit
la configuration des bords alvéolaires avec la plus grande
récision. Il forme ensuite une pièce qu'il adapte juste,
et qui n'incommode pas le malade. La dûreté de la composition de M. de Chemant l'empêche de s'égréner dans
la bouche pendant la mastication, et son incorruptibi-
lité l'empêche aussi de se dissoudre par les sucs des alimens ou par les boissons acides.

Jusqu'à présent les dentistes n'avaient d'autres moyens
pour remplacer les dents, que de se servir des subtances
osseuses, tirées de différens animaux ; ils en formaient des

dents séparées, ou plusieurs dents réunies, ou; enfin, des
rateliers complets; ils prenaient un morceau d'os pour
former la pièce dont ils avaient besoin, et se servaient de
la lime ou de la scie pour la travailler. Lorsqu'ils voulaient
faire un ratelier pour une mâchoire ou pour les deux, ils
donnaient à une portion d'os, la configuration convena-
ble; ensuite ils marquaient des dents avec un trait de scie
superficiel pour imiter l'intervalle qui se trouve ordinaire-
ment entre chaque dent; ces dents, surtout celles de
devant, ressemblaient plutôt à des touches d'épinette qu'à
des dents; et laissaient un intervalle assez considérable,
tant à leur extrémité supérieure que dans leur longueur.
Les alimens s'y amassaient, fermentaient dans la bouche,
s'y corrompaient et exhalaient une odeur infecte, aussi
nuisible aux malades qu'insupportable à ceux à qui ils
parlaient de près.

Nous croyons devoir observer que les dents ou rateliers osseux, ayant subi le travail de la lime ou de la scie,
étaient beaucoup plus disposés à se corrompre dans la bouche par la multitude des pores que ces instrumens avaient
ouverts, et qui permettaient au suc de la bouche et des alimens, de les pénétrer. Il est de fait que ces os s'amollis-
saient, se corrompaient et se détruisaient dans la bouche. Nous avons vu sur un ratelier deux dents qui s'étaient
exfoliées, et nous apportons à la faculté un vieux ratelier que nous a remis M. de Chemant, qui s'est ramolli et
noirci dans la bouche de la personne qui la porté.

Les dents et rateliers de M. Dubois de Chemant n'ont
aucun des inconvéniens de ceux faits avec les os; ils ont
l'avantage d'imiter parfaitement la forme de chaque espèce
de dents, d'en figurer les intervalles, de représenter les
gencives, et de s'adapter exactement sur le bord alvéolaire sans incommoder les malades. En conséquence nous

pensons que la Faculté doit admettre la découverte de M. de Chemant comme un invention qui fait beaucoup d'honneur à son auteur, et qui doit être très-utile à ceux qui auront besoin des secours de son nouvel art.

Et ont signé, DESCEMET, BAGET et PETIT-RADEL.

Extrait des registres de la Faculté de Médecine en l'Université de Paris.

L'an mil sept cent quatre-vingt-neuf, le lundi second jour de mars, la Faculté de Médecine assemblée à cinq heures de relevée, en ses écoles supérieures, après avoir entendu le rapport que lui ont fait MM. Descemet, Baget et Petit-Radel, qu'elle avait chargés d'examiner les dents artificielles et les rateliers, proposés par M. de Chemant, chirurgien et dentiste, a été unanimement d'avis, conformément audit rapport, d'approuver les mêmes dents et rateliers artificiels, composés d'une pâte que M. de Chemant fait durcir au feu, de manière que ces pièces réunissent la beauté, la solidité, la commodité et la salubrité; qualités reconnues par MM. les Commissaires, tant par les épreuves qu'ils ont fait subir aux échantillons présentés par l'inventeur, que parce qu'ils ont observé sur les personnes qui en ont fait usage, et j'ai conclue avec elle.

EDME-CLAUDE BOURU, Doyen.

De la part de MM. les Doyens et Docteurs Régens de la Faculté de Médecine de Paris, j'ai apposé le petit sceau le 5 mars 1789.

Signé, CRUCHOT,

Premier Appariteur et greffier de ladite Faculté en l'Université de Paris.

Lettre du célèbre Docteur Jenner *, inventeur
de la Vaccine, à M.* Dubois de Chemant,
Chirurgien-Dentiste, son ami.

« Mon cher Monsieur,

» Je suis très-heureux que vous me donniez l'occasion
d'ajouter mon témoignage à tant d'autres sur l'excellence
de votre invention ; j'ai vu, dans plusieurs cas, son efficacité, où la perte des dents a été non-seulement partielle,
mais totale, et on s'en servait avec avantage. La substance
incorruptible de votre pâte, jointe à son imitation parfaite avec la nature, lui donne dans mon opinion une
préférence décidée sur toutes les substances employées
jusqu'à présent, pour suppléer à ces pertes. C'est dans ces
sentimens que je vous prie de me croire,

» Mon cher Monsieur,

» Votre très-humble et obéissant serviteur,

E. JENNER.

Juillet, le 30, 1803.
Hertford Street, Mayfair.

Lettre du Doct. Geoffroy *, à M.* Dubois de
Chemant.

« Monsieur,

» Désirant rendre hommage à la vérité et à vos talens,
comme inventeur des nouvelles dents et rateliers incor-

ruptibles, d'une composition particulière, je puis assurer, conformément à l'approbation de la Société royale de Médecine, qu'elles possèdent tous les avantages des autres dents et rateliers, sans en avoir les inconvéniens; qu'elles ne donnent aucune odeur, et qu'elles conservent toujours leur beauté, outre qu'on s'y habitue avec la plus grande facilité; ce que je certifie, tant par l'exemple que j'en ai, que par l'usage que j'en fais moi-même depuis plus de six mois.

GEOFFROY,

Docteur-Régent de la Faculté royale de Médecine, et président de la Société royale de Médecine de Paris.

Paris, ce 13 février 1789.

CERTIFICATS.

Je soussigné certifie que les Rateliers d'une composition particulière, faits et imaginés par M. de Chemant, Chirurgien et Dentiste, n'ont aucuns des inconvéniens de ceux, depuis tous les temps, faits avec la dent de cheval marin, et autres subtances animales, qui procurent en général une mauvaise odeur; que les siennes ont l'avantage de réunir la bonté, la solidité, ainsi que la couleur naturelle qui ne change jamais; qu'ils sont tout préférables par leur salubrité, aux anciens dont j'ai fait usage avant les siens; qu'il est heureux pour l'humanité qu'il ait rencontré un moyen de contribuer à sa conservation, par l'un des résultats d'une première digestion, dont les autres s'opèrent laborieusement à son défaut; ce que je puis affirmer tant par l'usage que j'en fais, que par les personnes auxquelles je les conseillés, qui, comme moi, mangent et parlent avec facilité,

comme s'ils avaient leurs dents naturelles; en foi dequoi
je lui ai délivré le présent, autant par justice que par
reconnaissance, pour lui servir à telles fins que de raison.

Paris, le 10 novembre 1789.

CADET,

Du Collége et Académie royale de Chirurgie.

Je soussigné certifie que m'étant trouvé dans le cas
d'avoir recours au talent de M. Dubois de Chemant, en
sa qualité de Dentiste, il m'a fait à la mâchoire supérieure un Ratelier partiel, au moyen duquel j'ai recou-
vré, depuis près de deux ans, l'usage si nécessaire de la
mastication, sans en avoir éprouvé jusqu'aujourd'hui ni
incommodité ni douleur; ce que peuvent et doivent même
attester tous les différens commissaires qui ont été nommés pour vérifier la vérité des faits que je certifie; en
foi dequoi, et pour rendre la justice due de ma part à
M. Dubois de Chemant, j'ai signé le présent certificat.

Paris, le 6 juillet 1790.

DELAPLACE,

Agé de quatre-vingt-quatre ans.

VERS

Adressés à M. Dubois de Chemant, *Chirurgien, inventeur de dents de pâte minérale, par le Général* Comte de Martanges. *

De trente-deux superbes dents
Ma bouche était si bien armée,
Avant que, par le laps de temps,
La place fût démantelée;
Je la revois, grâce à Chemant,
En meilleur état de défense,
Que n'eût pu la mettre Vauban,
L'Ingénieur par excellence.

Paraissez, raves et radis,
Durs cornichons, ou verte olive,
Osez franchir le pont-levis
Qui borde aujourd'hui ma gencive:
Présentez-vous, fiers artichauts,
Fussiez-vous même à la poivrade,
Et vous verrez s'il y fait chaud,
Frottez-vous à ma palissade.

* L'auteur de ces vers m'ayant prié de les insérer dans cet ouvrage comme une marque de reconnaissance des bienfaits qu'il avait éprouvés de l'usage d'un ratelier complet qu'il a porté pendant sept ans, j'ai cru de mon devoir d'y consentir. Le lecteur les parcourra sans doute avec intérêt, en pensant que c'est la production d'un homme de quatre-vingt-deux ans, qui n'a rien perdu de l'énergie de son esprit, ni de l'éloquence qui a toujours paru dans ses ouvrages, d'ailleurs très-estimé de Sa Majesté Louis XVIII, auquel il les adressa à Mittau, qui daigna lui témoigner par écrit sa satisfaction et le plaisir qu'il avait eu à les lire.

Ces perles d'une si belle eau,
Qui, dès notre plus tendre enfancé,
Germent déjà dans le berceau,
Pour parer notre adolescence,
C'est le secret du Créateur,
Et le rôle de la nature ;
Mais après cet unique acteur ;
Vivat CHEMANT pour la doublure.

Le grand point toujours réservé
Au seul artiste incomparable,
C'est bien CHEMANT qui l'a trouvé ;
Il joint l'utile à l'agréable.
Quand la faux du temps a détruit
Du palais la brillante armure,
Avec la sienne, on mange, on rit :
Vivat CHEMANT pour la doublure.

Si jusqu'à la réalité
Il eût doublé l'adolescence,
Ah ! comme je l'aurais chanté !
Quel hymne de reconnaissance !
Mais, hélas ! à quatre-vingts ans,
N'eût-on que de vingt l'apparence,
On est proscrit, malgré ses dents,
Et d'Hippocrène, et de Jouvance.

MM. Dubois de Chemant père et fils, ont l'honneur de prévenir le public, que d'après les nombreuses demandes qui leur ont été faites, depuis qu'ils sont en France, ils ont fixé leur domicile à Paris, rue Vivienne, n° 7, au premier. On les trouvera chez eux tous les jours, depuis onze heures jusqu'à trois.

Ils saisissent cette occasion pour faire connaître qu'attendu leur grand succès et la multiplicité de leurs travaux et pour satisfaire plus promptement les personnes qui les honorent de leur confiance, ils ont pris plusieurs artistes pour les différentes branches de leur nouvel art, qu'ils étaient avant obligés d'exercer eux-mêmes.

Ils préviennent les personnes qui sont éloignées de la Capitale, qu'elles pourront se procurer des dents de leur invention en s'adressant à eux et en suivant les procédés qu'ils indiqueront par écrit, pour bien prendre les moules.

Quoique M. de Chemant ait établi sa résidence en France, l'exercice de sa profession est toujours continué à Londres, dans sa maison. n° 2, *Frith street Soho Square* par *M.* Mortimer, *son beau-frère.*

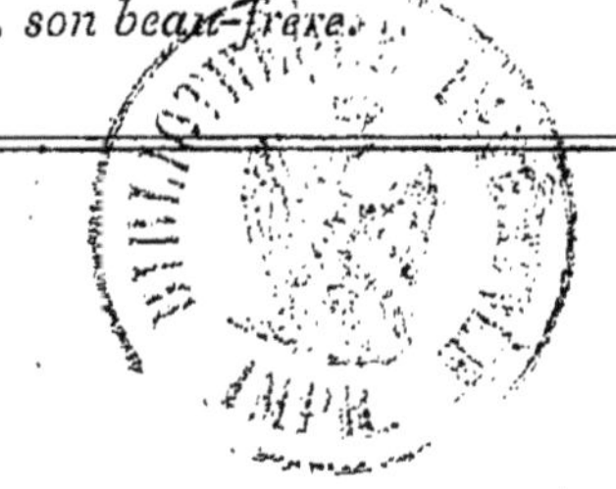

PARIS. — IMPRIMERIE DE GOETSCHY, RUE LOUIS-LE-GRAND, N° 27.